MÉMOIRE

SUR

LE DANGER DES INHUMATIONS PRÉCIPITÉES,

ET SUR

LES SIGNES DE LA MORT.

PRIX : 2 FRANCS

AU PROFIT DES PAUVRES.

ROUEN,

IMPRIMÉ CHEZ NICETAS PERIAUX,

RUE DE LA VICOMTÉ, 55.

Se trouve

CHEZ LES PRINCIPAUX LIBRAIRES.

Juillet 1837.

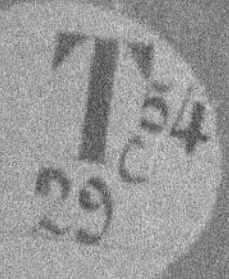

MÉMOIRE

SUR

LES INHUMATIONS PRÉCIPITÉES.

IMPRIMERIE ET FONDERIE DE FÉLIX LOCQUIN ET COMP.,
16, rue Notre-Dame-des-Victoires.

MÉMOIRE

SUR

LES INHUMATIONS PRÉCIPITÉES.

DES MOYENS DE LES PRÉVENIR.

DES SIGNES DE LA MORT.

Par J.-B. VIGNÉ,

Docteur en médecine, Membre de l'Academie des Sciences, Belles-Lettres et Arts de Rouen; correspondant de l'Académie royale de Médecine de Paris et de plusieurs autres Sociétés savantes.

SECONDE ÉDITION.

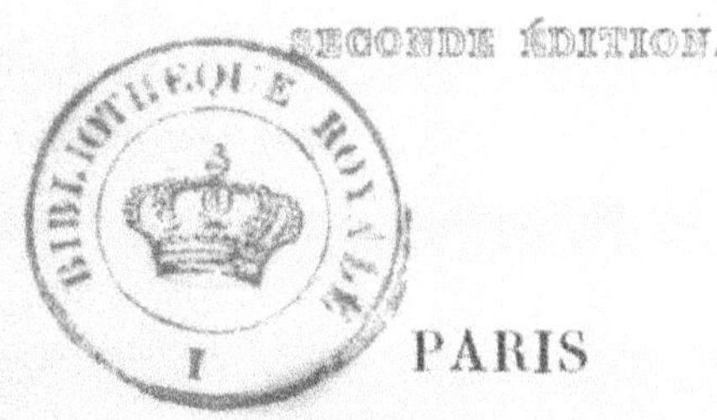

PARIS

BÉCHET JEUNE,

LIBRAIRE DE LA FACULTÉ DE MÉDECINE,

4, place de l'École-de-Médecine.

MAI 1839.

L'Auteur inscrit à la tête de son livre, comme un témoignage de sa vénération, ces noms célèbres :

MARET ET VICQ-D'AZYR.

Par leurs écrits tout remplis de l'amour de l'humanité, ils ont fait abolir le funeste usage d'enterrer les morts dans les églises et dans l'enceinte des villes;

WINSLOW, BRUHIER, LOUIS, PINEAU, THIERRI, FODERÉ.

Animés d'une sympathie non moins vive, ils ont cherché, de tout leur pouvoir, à prévenir les inhumations précipitées.

MINISTÈRE
DE L'INTÉRIEUR.

A Monsieur le Docteur Vigné,

A ROUEN.

MONSIEUR,

J'ai l'honneur de vous informer qu'ayant reconnu toute l'utilité de votre ouvrage intitulé : *Mémoire sur le danger des inhumations précipitées et sur les signes de la mort*, j'ai décidé qu'il en serait pris, pour le compte du Ministère de l'intérieur, cent exemplaires qui seront distribués aux bibliothèques publiques des Départements.

Je me félicite, Monsieur, d'avoir pu prendre une décision qui témoigne de la sollicitude de l'Administration pour encourager les hommes honorables qui se dévouent au bien public.

Agréez, Monsieur, l'assurance de ma considération distinguée.

Le Pair de France, Ministre de l'Intérieur,

GASPARIN.

Paris, le 3 mai 1839.

AVANT-PROPOS.

L'horrible mort du cardinal Somaglia (1), et la résurrection d'un riche Lyonnais à l'instant même où l'on allait l'enfermer dans son cercueil, ayant suivi

(1) « Le cardinal Somaglia était tombé malade par suite d'un grand chagrin ; il eut une forte syncope, on le crut mort, et ses gens se hâtèrent de le livrer à l'autopsie pour qu'il fût embaumé avant que la putréfaction se manifestât, et pour le déposer, dans un cercueil de plomb, dans le caveau de sa famille. A peine avait-on pénétré dans la poitrine que l'on s'aperçut que le cœur battait encore. L'infortuné qui revenait à lui dans ce moment, eut encore la force de porter la main au couteau du chirurgien pour le repousser, mais il était trop tard ; le scalpel avait fait au poumon une blessure mortelle, et le malade rendit bientôt le dernier soupir de la manière la plus déplorable. »

(Extrait du *Journal de Rouen*, du 5 août 1837.)

de près la première publication de mon mémoire, n'ont rendu que trop évidente et trop pressante la nécessité de le répandre.

Aussi ce mémoire a-t-il été, conformément au vote de M. le préfet baron Dupont-Delporte, et de MM. les membres du conseil général, envoyé aux maires de tous les cantons de la Seine inférieure.

La décision récente de M. le ministre de l'intérieur est un aveu plus solennel encore de son utilité.

Pour justifier pleinement cet aveu, je me livre, dans la seconde édition, à des réflexions que l'on ne saurait trop méditer, et dont j'attends l'heureux effet de la sagesse de nos législateurs.

MÉMOIRE

SUR LES

INHUMATIONS PRÉCIPITÉES.

DES MOYENS DE LES PRÉVENIR.

DES SIGNES DE LA MORT.

Je ne puis assez faire connaître le danger des inhumations précipitées, assez attirer l'attention sur le supplice affreux d'être jeté vivant dans la tombe.

Ainsi les regrets que, sur cette tombe, on viendrait exprimer, pourraient avoir pour témoin la victime elle-même dont les gémissements, trop faibles pour être entendus, finiront par se confondre avec son dernier soupir.

Quel tourment de penser que ce malheur a été, et pourrait encore être l'effet de la plus coupable négligence!

Au lieu donc de ces cris dont on emplit la demeure de la personne réputée morte, et soudain abandonnée pour jamais, témoignons-lui notre affection en faisant tous nos efforts pour la rendre à la vie.

Si, de la simple suspension apparente des fonctions vitales, on veut conclure que la mort est réelle, autant de fois on pourra se tromper, et c'est peut-être ce qui arrive à l'instant même où je songe à détruire cette funeste erreur.

Il est incroyable que, sur un pareil indice, on ait osé mettre entre soi et ses plus chers parents, ses meilleurs amis, une barrière éternelle.

Effrayé de cette vérité confirmée par d'innombrables exemples, j'ai voulu la signaler en entrant dans la carrière médicale, et mes concitoyens ont été le premier objet de ma sollicitude.

Avertis de se protéger mutuellement contre l'abus le plus redoutable dans ses conséquences, ils ont pu l'éviter et j'avais rempli le plus saint des devoirs.

Quelque temps après, j'ai reproduit le même sujet dans mon *Précis de Médecine Légale*, pour exciter derechef à secourir les morts dans l'impossibilité où, comme on l'a dit, ils sont de manifester leurs besoins.

Cette manière de parler met en doute la réalité de la mort, et c'est ce doute précieux qu'il faut avoir pour triompher de ses fausses apparences.

L'exemple suivant le prouve invinciblement : « En

octobre 1833, appelé auprès de mademoiselle F..., âgée de 73 ans, affectée d'un érysipèle inflammatoire, je prescrivis entre autres remèdes l'application de quelques sangsues, et je recommandai très expressément, l'air étant humide et froid, de tenir la malade au lit. Cependant elle voulut en sortir pour aider, par un bain de siège, l'effet de l'application, et cette fois ce fut sans accident. Quelques heures après, se trouvant un peu mieux, elle me demanda la permission de se lever. Je ne pouvais la lui accorder, et, malgré mon refus, elle est bientôt debout, et donne à sa garde une commission à faire dans le voisinage. A peine celle-ci est-elle partie, que la demoiselle s'évanouit, tombe sur un plancher de plâtre, y reste pendant dix minutes. De retour, la garde effrayée s'enfuit et va chercher du secours. On arrive, on porte la malade sur son lit; presque en même temps je suis auprès d'elle, et chacun fait son devoir.

» Froid de glace, pâleur de la mort, insensibilité, immobilité complètes, bouche béante, écumeuse, tel était le tableau présent à nos yeux.

» L'affaissement subit de la partie qui avait été le siège de l'érysipèle et la disparition totale de l'inflammation me laissaient peu d'espérance; mais plus le danger pour le malade est imminent, plus est vif l'empressement du médecin impatient de le sauver, et j'aspirais à ce bonheur.

» L'application de la moutarde aux pieds, aux genoux, aux poignets, celle de flanelles chaudes sur les régions de l'estomac et du cœur; des frictions sur ces mêmes régions et sur toutes les autres parties du corps avec des serviettes bien douces, bien chauffées et se succédant rapidement l'une à l'autre; l'exposition d'un très fort vinaigre à l'entrée des fosses nasales; l'introduction de quelques cuillerées d'un bon vin dans les voies digestives, semblaient inefficaces, quand tout à coup la malade soulève la tête, mais pour l'incliner aussitôt; puis, après un léger râle, on croit qu'elle vient de rendre le dernier soupir.

»Cependant la peau me parut un peu moins pâle, moins froide, et cette disposition de la chaleur vitale à se ranimer était bien propre à soutenir mon zèle. J'exhortai mes aides généreux à me continuer leur assistance, et nous parvînmes, avec le même traitement, à rendre cette chaleur plus sensible, plus régulière, à rétablir l'action du cerveau, et par le cerveau, le mouvement des organes que lui seul fait agir.

» Ainsi mademoiselle F..., rappelée à la vie, est devenue pour jamais une preuve irrécusable de la possibilité d'échapper à la mort, après avoir, en apparence, été sa trop fidèle image ».

Plus je réfléchis sur ce fait, et sur quelques autres que je pourrais également emprunter de ma clinique, plus je voudrais pouvoir oublier le déplorable sort des personnes enterrées vivantes. Et comment cela ne serait-il pas arrivé, aucune précaution n'ayant été prise à leur égard? On les a jugées mortes et fait inhumer sans aucun examen, et sans leur avoir donné le moindre secours.

Cette insouciance criminelle aurait été funeste à bien d'autres individus, si des circonstances particulières n'eussent fait reconnaître que, sous le drap qui les enveloppait, que dans le cercueil où on les avait déposés, ils étaient revenus à la vie.

Winslow, Bruhier, Louis, Pineau, et, après eux, des médecins également recommandables, n'ont produit que trop d'observations de ce genre, et dont l'effet aurait dû répondre à leur attente; mais pour bien des gens, l'intérêt de leur santé, de leur existence est le moindre de tous. Faut-il s'étonner qu'indifférents à ce point pour eux-mêmes, ils le soient encore plus pour l'infortuné que la mort semble frapper à leurs côtés? Cependant, qu'ils songent à ne plus donner ce pernicieux exemple, car on pourrait, trop exact à le suivre, les laisser au milieu d'un sommeil léthargique, descendre au tombeau pour y retrouver la vie que des soins affectueux auraient pu ranimer, et pour la perdre dans les angoisses du désespoir et de la faim.

Donc pour peu que cet affreux supplice nous épouvantât pour nous-mêmes, ce serait à nous à force de zèle auprès des morts, de mériter qu'à notre tour les personnes qui nous survivraient, vinssent nous secourir, jusqu'à ce qu'enfin il fût évident que nous eussions cessé de vivre.

Mais cependant sur quelles preuves établir son jugement à cet égard?

C'est une question bien grave, et qui réclame de nous la plus sérieuse attention.

La mort, a-t-on dit, est certaine et elle ne l'est pas. Mais on a bien compris, en tenant ce langage, qu'il ne fallait pas se méprendre à la seconde proposition.

En effet, on ne peut pas être mort et ne pas l'être. Il serait très inexact de dire que la mort n'est pas certaine, parce que telle personne réputée morte, aurait démenti cette erreur par un heureux retour à la vie.

C'est pourtant d'après cette sorte de résurrection

que l'on a distingué la mort en apparente et en mort réelle, distinction elle-même inadmissible.

La mort est toujours réelle et toujours évidente par la putréfaction que bien des praticiens en ont regardée comme le seul signe incontestable.

Ici commence la tâche importante que je me suis proposé de remplir.

Le désir de rendre à tous mes semblables le plus grand des services, me l'a fait entreprendre, et je vais m'y livrer avec cet amour du bien qui devrait toujours être couronné du plus heureux succès.

Toutes les parties du corps humain sont mises en mouvement par un principe tendant à modifier, à restreindre dans leur action sur elles, les forces physiques et chimiques générales.

La présence de ce principe est donc la vie proprement dite, et son absence ce que l'on appelle la mort.

Selon la fable, c'est le feu que Prométhée dérobe au ciel pour animer sa statue; selon la vérité, c'est le souffle que la Toute-Puissance répandit sur l'homme qu'elle venait de créer, et sans lequel il n'aurait pas vécu, et ne pourrait plus subsister.

De l'abaissement excessif de cette force vitale que l'on ne saurait désigner sous un autre nom, dans l'impossibilité où l'on est d'en connaître l'essence; de

l'insensibilité de tous les organes que, dans l'état naturel, elle excite à remplir leurs fonctions, et de la cessation apparente de tous les phénomènes que cet exercice régulier détermine et seconde merveilleusement, résultent des effets que je dois faire apprécier à leur juste valeur.

La privation du sentiment, l'absence de la circulation et de la respiration, ne sont point des indices certains de la mort.

L'action du cerveau dans l'apoplexie, du cœur dans la syncope, du poumon dans l'asphyxie, peut être affaiblie au point que la première se trouve réduite à ne plus exercer sur les sensations, sur les mouvements volontaires, sur les mouvements vitaux, sur le développement de la chaleur animale, qu'une influence muette, imperceptible; que le second devienne incapable, quoique jouissant encore d'une certaine irritabilité, de pousser le sang dans les artères, et, par elles, dans le cerveau, dans le poumon, faisant ainsi participer ces deux organes à son espèce d'anéantissement; enfin, que le dernier d'entre eux paraisse totalement dépourvu de ses mouvements mécaniques et ne plus se prêter aux phénomènes chimiques de la respiration; et cette absence de la vie extérieure a suffi pour faire abandonner une foule de malades réputés morts, tandis que, tout intérieure, mais aussi tout invisible, la vie, n'attendait, pour se manifester à tous les regards, que les soins si naturels dont l'omission ou le refus ne devraient jamais trouver grace devant la justice des hommes.

De même on a prétendu reconnaître la mort à d'autres signes qui, réunis à ceux que nous venons d'indiquer, la rendraient encore plus vraisemblable.

Tels sont l'insensibilité de l'iris à l'exposition d'une vive lumière; l'abaissement de la mâchoire inférieure sans disposition à revenir sur elle-même; le libre cours par tout le trajet alimentaire de l'air soufflé dans la bouche; la pâleur, la lividité du visage et des tégumens; le refroidissement et l'immobilité du corps, son allongement, sa roideur, l'applatissement des parties sur lesquelles il a été couché; la couleur jaune de l'intérieur des mains, de la plante des pieds, et la flaccidité des yeux.

Ces divers indices vont être, avec les autres, mis au creuset de l'observation.

Or, on a vu la sensibilité, la circulation, la respiration, éteintes en apparence, quoiqu'elles fussent encore excitées et maintenues obscurément par le principe vital, par lui recouvrer enfin toute leur énergie; on a vu le relâchement de l'iris, celui des paupières et des lèvres, celui de la mâchoire inférieure et des voies digestives, etc.; attester la perte absolue de la contractilité musculaire, et celle-ci néanmoins se réveiller d'elle-même, ou, sous la main qui la sollicitait, se ranimer avec la force qui la faisait secrètement subsister ; et l'applatissement qui résulte de la diminution extrême du ton et de l'élasticité des téguments ; l'alongement du corps provenant d'une certaine laxité des muscles, du tissu cellulaire et des ligaments articulaires ; le froid et la pâleur occasionnés par la rétrogradation du sang vers le cœur et par le peu qu'en retenaient les capillaires cutanés ; la lividité par l'accumulation et la stagnation de ce fluide dans ces mêmes vaisseaux ; la rigidité des membres et du tronc et la couleur jaune de la paume des mains et de la plante des pieds, effets très ordinaires des affections nerveuses ; l'affaissement et la mollesse du globe de l'œil déterminés par une sorte d'épuisement de l'innervation, de vacuité des vaisseaux ophtalmiques, et par l'évaporation de l'humeur aqueuse qui n'est plus réparée, ont aussi disparu devant toutes les ressources de l'art, ou par les seuls efforts de la nature rendant à chacun des tissus, à chacun des organes sa vie particulière, et partout rétablissant cet ordre, cette régularité, cette harmonie, qui constituent la santé et font le charme de l'existence : donc la putréfaction serait le seul signe certain de la mort.

Mais cependant distinguons entre la décomposition putride encore sous l'influence de la vie, et celle qui ne laisserait plus d'espoir.

Portal a dit : « La putréfaction est le seul vrai signe de la mort. Des taches livides paraissent sur la peau; il émane du sujet une odeur fétide cadavéreuse qui lui est propre et que l'on distingue fort aisément. C'est donc un devoir sacré d'attendre, avant d'ensevelir un corps, qu'il soit réduit à cet état où la mort ne puisse plus être douteuse. Elle peut l'être dans les apoplexies, et surtout dans l'asphyxie occasionnée par le méphitisme, jusqu'à ce qu'il se manifeste un commencement de putréfaction. »

On a répondu que les taches livides de la peau et la mauvaise odeur n'étaient point des marques certaines de putréfaction cadavéreuse, et que, surtout en maladie, on pouvait exhaler une odeur très fétide.

Rien n'est plus vrai, sans contredit, et j'ai moi-même eu l'occasion de m'en convaincre chez deux typhoïdes dont le corps tout couvert de taches noirâtres répandait une odeur infecte. Privés ensuite de sentiment et de mouvement, ils étaient, en apparence, sortis de la vie dans laquelle on les a vus rentrer, au milieu des soins que je continuai de leur donner.

Puisque l'odeur et les taches que je viens de faire observer peuvent également se rencontrer chez le sujet encore susceptible de guérison et chez celui que la mort a moissonné, cherchons d'autres indices de la putréfaction cadavérique.

On a cru la reconnaître dans un ou plusieurs membres, à la perte desquels les malades ont survécu.

Mais cette sorte de putridité étant accompagnée d'une rénitence salutaire et bornée par une rougeur inflammatoire qui sépare le mort du vif, il serait impossible de ne pas la prendre toujours pour ce qu'elle est.

Ainsi nous devons chercher encore ailleurs la putréfaction évidemment caractéristique de la mort.

C'est dans les viscères du bas-ventre et dans ses téguments que, selon la plupart des auteurs, se fait en général la première manifestation de cette ruine entière des forces vitales qu'aucune puissance humaine ne saurait plus ranimer.

Alors donc il ne s'agit que de s'assurer de l'état absolument cadavérique.

Or, jamais on ne sera trompé sur la présence réelle de la mort en voyant l'épiderme se rider, se détacher ; la peau, de pâle et de grisâtre qu'elle est d'abord, devenir verte, puis noirâtre, se boursoufler, se soulever, se ramollir ; et l'odeur, d'abord fade et nauséabonde, puis toujours plus insupportable dans la marche toujours croissante de cette putréfaction, servira elle-même à la rendre encore plus certaine.

Pour combattre avec une fermeté inébranlable le conseil prudent de conserver les morts jusqu'à ce que cette décomposition eût lieu, certes il ne fallait au célèbre Louis rien moins que l'entière conviction d'avoir trouvé, dans la flaccidité des yeux, un signe incontestable de la réalité de la mort.

Cependant, ce même signe toujours infaillible, selon lui, a été observé par Desgranges chez des noyés rappelés à la vie.

Bientôt on verra que Louis ne s'est pas laissé induire en erreur, ainsi que, dans ce moment, on pourrait le croire.

Je passe à l'examen de la roideur du corps regardée comme l'un des signes les plus certains de l'extinction du principe vital.

Cette roideur commence par le tronc, puis elle affecte les membres supérieurs, puis les inférieurs, et se dissipe presque toujours dans le même ordre. Elle est plus tardive, plus forte et de plus longue durée, chez les sujets robustes, morts de maladies très aiguës, et plus prompte, plus faible, plus courte, chez ceux qui céderaient aux mêmes causes avec une constitution délicate.

La différence établie entre les caractères de la putréfaction pour enseigner à reconnaître celle qui attaquerait le corps vivant, et à la distinguer d'avec l'autre, se retrouve en quelque façon dans la roideur que, d'abord, on peut envisager de deux manières.

En effet, il est une sorte de rigidité souvent dépendante d'une grave affection du système nerveux. Cette rigidité n'étant autre chose que l'état convulsif des muscles alors durs et inégaux, on aura bien de la peine à tirer de leur position les membres devenus roides, et, si l'on y parvient, ils retourneront avec une force et une célérité remarquables au point d'où on les aura fait partir. Pour se montrer, elle n'attend pas que la chaleur naturelle soit dissipée.

Il en est une autre qui paraît aussitôt que le corps se refroidit. Cette roideur tout à fait passive, offre le triste spectacle de membres inertes, obéissant aux mouvements de flexion et d'extension qu'on leur fait faire, incapables, après ces mouvements, de reprendre leur première direction, comme dans la roideur convulsive qui devance la mort illusoire, ou se manifeste en même temps qu'elle.

La roideur passive, au contraire, n'a lieu que par degrés, après la mort réelle dont elle est l'effet nécessaire, inévitable.

Maintenant on pourrait croire qu'il fût impossible

de se tromper sur la roideur du corps, et cela serait exact, généralement parlant.

Mais la roideur convulsive a quelquefois, dans la syncope occasionnée par une trop vive affection de l'ame, par une saignée trop abondante, etc., tenu la marche de l'autre, et cette dernière s'est montrée dans les membres, le tronc n'étant pas encore, à beaucoup près, dépourvu de chaleur. Ces exceptions exigent sans contredit le secours de l'expérience, seule capable de les bien juger.

Enfin la roideur est générale et considérable chez les personnes qui semblent avoir succombé à l'action d'un très grand froid.

La peau et le tissu cellulaire sous-cutané sont aussi durs que les muscles dans cette espèce, en cela différente de la rigidité spasmodique où les muscles seuls opposent de la résistance.

La roideur produite par la congélation n'est point un signe de mort.

« Un paysan de la province de Schécrom en Suède, âgé de soixante ans, s'étant enivré, tombe en revenant chez lui, et ne peut se relever. Le lendemain on le trouve, ses membres sont roidis, on le croit mort, et l'on se dispose à l'enterrer.

M. Nauder, médecin de la province de Gothland, passe en ce moment; il examine le corps, il est froid comme la glace ; les jointures ont perdu leur flexibilité, le cœur est sans mouvement, la respiration totalement suspendue. Malgré ces indices de mort, M. Nauder n'abandonne point ce vieillard; il lui donne ses soins, après quatre heures de frictions non interrompues, la respiration commence à se rétablir faiblement, et l'emploi des divers moyens convenables achève de le rappeler à la vie. »

Parvenue à son plus haut degré, la roideur, effet de la congélation, décèle encore sa cause par le craquement que font entendre des petits glaçons en se brisant sous la main qui les comprime, et quoique, dans ce cas extrême, nous dussions juger la chaleur vitale entièrement éteinte, notre devoir serait encore de chercher à la ranimer.

S'il est possible de ne pas confondre la roideur convulsive avec celle qui s'empare du corps après la cessation absolue de tous les phénomènes de la vie, il ne l'est pas moins de reconnaître la flaccidité cadavérique du globe de l'œil.

Le jugement que Louis a porté sur ce signe de la mort, a trouvé des censeurs, et surtout un argument, en apparence invincible, dans le témoignage de Desgranges et de Fodéré.

Il est donc indispensable d'agiter cette question ; et d'abord, voici comment elle est traitée dans la quatrième lettre de Louis sur la certitude des signes de la mort.

« La perte du brillant des yeux et la formation de la toile glaireuse ne sont pas des signes certains de la mort, car on a remarqué que les yeux se ternissent dans plusieurs occasions, et j'ai vu souvent un enduit de matière glaireuse sur la cornée transparente dans certaines maladies des paupières; mais les yeux des morts sont flasques et mous en fort peu d'heures. Il n'y a aucune maladie, aucune révolution dans le corps humain qui soit capable d'opérer un pareil changement. Ce signe est vraiment caractéristique, et j'ose le donner pour indubitable. Tant que le globe de l'œil conserve sa fermeté naturelle, on ne peut pas prononcer que la personne est morte, quelles que soient les autres marques qui induisent à le penser. La mollesse des yeux dispensera d'attendre la putréfaction abdominale. C'est une observation que j'ai faite pendant plusieurs années sur un très grand nombre de sujets, d'âge et de sexe différents, morts de maladies différentes, et dans toutes les saisons de l'année. »

Pesons bien les paroles de l'illustre auteur, et nous pourrons y reconnaître la certitude du signe dont il s'agit.

Ce signe, en effet, comme il faut le comprendre,

et comme Louis, évidemment, le concevait lui-même, n'est autre chose que la décomposition de l'organe de la vue.

C'est ainsi, et je l'ai publié en 1805, que, plus ou moins de temps avant la fermentation putride des viscères et des parois de l'abdomen, il s'était offert à mes regards, dans l'hospice général de Rouen, au moins chez deux mille sujets dont aucun n'est revenu à la vie.

Louis avait donc bien raison de le proclamer infaillible, ne l'ayant pas vu se démentir une seule fois, et de lui donner la préférence sur la putréfaction abdominale, puisque, la précédant presque toujours, il avertit plutôt qu'elle de la réalité de la mort et du besoin d'inhumer incessamment, dans l'intérêt de la santé publique.

Cependant j'ai dit, notamment d'après l'honorable Desgranges, que la flaccidité des yeux avait été remarquée chez des asphyxiés que l'on avait guéris, et maintenant je parais m'étudier à la faire regarder avec Louis comme un signe certain de la mort. Cela semble impliquer contradiction, mais, en peu de mots, voici la vérité.

Les yeux des malades supposés morts à la suite d'une hémorrhagie considérable, d'un flux colliquatif, d'une attaque d'apoplexie, de l'asphyxie par submersion, etc., peuvent se ternir, s'amollir, s'affaisser, s'enfoncer dans leur orbite, sans que cela soit l'effet de la décomposition putride, comme l'ont prouvé, en continuant d'exister, les noyés que Desgranges a sauvés, et que je dois croire avoir été tirés de l'eau peu de temps après y être tombés.

L'autre sorte de ramollissement qui serait la putréfaction elle-même, accélérée déjà par la tendance de l'humeur aqueuse à se décomposer facilement, est donc tout à fait différente, et conforme à l'idée que Louis en a donnée sans la distinguer de l'autre, comme je le fais aujourd'hui ; mais ce signe pouvant être mal jugé par le plus grand nombre des personnes à la disposition desquelles se trouvent les pauvres mourants, j'exige encore qu'il soit accompagné : 1° de l'inertie des membres tirés de la roideur qui s'était emparée d'eux ; que cette inertie coïncide avec la froideur du corps ; 2° de l'aplatissement de la peau, dans ce cas extrême, dépourvue de sa tonicité ; 3° de l'empâtement de cette enveloppe que l'épanchement d'un fluide séreux rend œdémateuse, et sur ce point se présente une distinction à faire entre l'œdème succédant à la mort, et dans lequel la peau, cédant au doigt qui la presse, ne peut plus en effacer la trace, et l'infiltration générale du tissu cellulaire au milieu de laquelle elle conserve assez de ressort pour revenir, quoique avec lenteur, de l'affaissement qu'elle aurait éprouvé ; 4° enfin de la couleur jaune ou violacée que la bile ou le sang, extravasés dans les aréoles celluleuses, donnent à toute la peau, ou seulement à quelques unes de ses régions, et cette extravasation naissant de l'atonie complète des solides, de leur excessive perméabilité, de la dissolution des fluides, n'est-elle pas, avec ses causes, l'approche ou plutôt déjà même l'existence de la putréfaction?

Il est donc des signes qui, se prêtant un mutuel appui, pourraient disputer à celui-ci la confiance qu'on lui aurait exclusivement accordée, car il ne s'agit pas de ces signes faiblement aperçus, mais au contraire de chacun d'eux examiné scrupuleusement, puis de tous interprétés comme il faut ; et ne sera-t-on pas forcé de conclure, qu'entre ces mêmes signes réunis et la putréfaction, le nom seul fait la différence ?

Cela prouve que mon opinion se rapporte tout à la fois avec celle des auteurs qui, à l'exemple de Portal, n'admettent pour signe certain de la mort que la putréfaction, et de ceux qui, comme Thierry dont le dernier ouvrage sur cette matière est encore et sera toujours l'un des meilleurs à consulter, soutiennent que les autres signes incertains dans les commencements, surtout s'ils sont isolés, acquièrent, par leur union et leur persistance, une entière certitude.

Je ne chercherai point à remplir d'étonnement par des citations d'une inconcevable durée de la mort apparente ; mais j'en tire occasion de faire observer que, si longue qu'elle pût être, on deviendrait très répréhensible et très gravement punissable d'abandonner la personne réputée morte, avant l'apparition des signes que je viens d'indiquer.

L'espace de vingt-quatre heures après lequel la loi permet d'inhumer pourrait donc être bien insuffisant.

En faut-il d'autre preuve que l'enfant rappelé à la vie par les soins de sa tendre mère, après trois jours de mort apparente, selon le rapport du docteur Pineau ? Je la trouve dans Milady Roussel dont la résurrection, après sept jours de léthargie, fut le prix de l'attachement et de la constance de son époux.

C'en est assez pour démontrer le vice de la loi et le besoin de la plier elle-même à la cause et au caractère de la maladie.

Ainsi la submersion, la strangulation, les gaz irrespirables, la dentition, les vers, la suppression d'un exanthème, tous les narcotiques, surtout l'opium à forte dose, l'ivresse, le froid, de violentes commotions, certaines émanations et certains objets désagréables aux sens de l'odorat et de la vue, la frayeur, la colère, la tristesse, la joie, peuvent occasionner l'asphyxie, l'apoplexie, l'hystérie, la syncope, la catalepsie, l'extase, et ces mêmes effets longtemps simuler l'absence éternelle de la vitalité, et, bien au-delà du terme prescrit par la loi, céder à la bonne administration des secours, à leur persévérance; donc, en pareil cas, il n'est point de précautions que l'on ne fût obligé de prendre pour éloigner la mort, ou se convaincre de son existence avant de livrer le sujet à sa dernière demeure.

La mort paraît-elle avoir mis un terme à l'une de ces maladies dans lesquelles on dépérit, on s'éteint peu à peu; à quelque inflammation très rapide et très aiguë du cerveau, du poumon, du cœur, de l'estomac, bientôt eux-mêmes épuisés par son activité, par sa violence; enfin à l'une de ces fièvres dites putride, maligne, rubéoleuse, varioleuse, scarlatine, miliaire, etc, elle tardera moins à se montrer dans toute sa réalité, que pour l'ordinaire elle ne le fait dans toutes les névroses.

Cependant on a vu des exceptions à cette règle, et tous les moments dont elles permettent de disposer non seulement obligeraient d'attendre que la mort fût absolue, fût certaine, mais encore pourront servir à sauver l'individu qui, sur le bord du tombeau, semble plus que jamais réclamer notre sollicitude.

Le soin que, pour concilier la sûreté des morts avec celle des vivants, on a pris de fixer, pour l'inhumation, divers espaces de temps, relativement à l'espèce de maladie en apparence devenue mortelle, à l'âge, à l'embonpoint du sujet, à la différence des saisons, etc., n'a pas toujours été d'accord avec l'expérience.

Il n'en sera jamais de même si, pour conserver aux premiers ce qui peut leur rester de vie, on essaie de tous les moyens propres à les ranimer, sans avoir égard au nombre de jours que devront employer toutes ces tentatives, et si, convaincu de leur inutilité par tous les indices que nous avons signalés, on s'empresse d'éloigner des vivants les miasmes putrides, en cédant à la terre le corps qui bientôt les exhalerait avec une effroyable profusion.

Au nombre des moyens de reconnaître la cessation seulement apparente de la vie, ou son extinction totale, sont diverses expériences dont l'inefficacité ne devra jamais être jugée suffisante pour autoriser l'inhumation.

Si donc, approchés de la bouche et des narines, un miroir, une lame d'acier, ou tout autre corps uni et luisant, conservent tout leur éclat; si, présentés à ces mêmes ouvertures, la flamme d'une bougie ou quelque brin de paille, de coton, de laine cardée, restent entièrement immobiles; si, le malade étant couché sur le dos, l'eau contenue dans un verre posé un peu au dessus du creux de l'estomac, sur l'extrémité antérieure du cartilage de l'avant dernière côte, ne paraît éprouver aucune agitation; si la tête et le tronc étant un peu plus élevés, l'insufflation pulmonaire faite avec la bouche ou avec un soufflet ordinaire habilement dirigé n'excite pas la plus légère élévation de la poitrine; si le pouls ne se fait plus sentir à la tempe, au pli du bras, à l'aine, enfin sur le trajet d'aucune artère, et si le corps étant soutenu tantôt sur un côté, tantôt sur l'autre, le cœur ausculté avec la plus grande attention ne révèle pas le moindre frémissement; si, prononcés à très haute voix et à plusieurs reprises, le nom du malade, celui des personnes et des choses qu'il aura le plus aimées, semblent vainement retentir à ses oreilles; s'il demeure insensible à l'action du fort vinaigre et de l'alcali volatil sur la membrane muqueuse des fosses nasales, aux frictions sur toutes les parties du corps avec des brosses rudes, avec des orties, aux sinapismes, aux vésicatoires, aux ventouses scarifiées, à la dissolution du tartre émétique, introduite dans l'estomac à l'aide d'une sonde creuse et flexible, aux lavements de tabac, etc., secours dont aucun ne serait à négliger, gardons-nous bien d'en tirer la conséquence qu'il n'y a plus de ressource, et d'abandonner le malade comme évidemment mort, puisque, en apparence insensible à l'action du feu, il pourrait encore exister.

L'observation suivante ne laisse nul doute à cet égard.

« M. B....., habitant de Poitiers, tomba tout à coup dans un état qui ressemblait à la mort. On employa sans relâche toutes sortes de moyens pour le rappeler à la vie. On lui disloqua, à force de les tirailler, les deux petits doigts des mains, et on lui brûla la plante des pieds; mais tout cela n'ayant paru faire sur lui aucune impression, on le crut décidément mort, et l'on fit des dispositions pour l'enterrer. Comme on allait le mettre dans le cercueil, quelqu'un conseilla de le saigner aux deux bras et aux deux pieds tout à la fois, ce qui fut exécuté sur-le-champ, et avec tant de succès que le prétendu mort revint de sa léthargie, au grand étonnement de tout le monde, et se rétablit si bien qu'il a vécu plus de trente ans après cet accident. Lorsque la connaissance lui fut revenue, il assura qu'il avait entendu très distinctement tout ce que l'on avait dit, et que toute sa crainte était qu'on ne l'enterrât vivant ».

Deux expériences bien cruelles dans cette observation partagent le sort de toutes les autres contre cette inexplicable insensibilité, en même temps que l'ouïe, de tous les sens le dernier peut-être qui perde son action, la conservait toute entière, et que l'ame jouissait encore de toutes ses facultés.

Ne voit-on pas ce qu'il faut penser de la persuasion où bien des gens sont encore aujourd'hui, que le moyen le plus sûr de ne pas être enterré vivant, serait d'ordonner, dans l'acte de ses dernières volontés, que l'on ne fût mis dans le cercueil qu'après avoir été scarifié, mutilé, eu la paume des mains, la plante des pieds brûlées avec de l'eau, de l'huile bouillantes, ou avec un fer chaud?

Mais, dira-t-on, si l'avidité n'avait pas été s'exercer jusque dans l'asile sacré de la mort, telle personne à laquelle on a coupé le doigt pour voler une bague que l'on y avait laissée, aurait succombé aux plus horribles tourments.

Cette objection, favorable en apparence aux incisions, aux mutilations que l'on voudrait pratiquer pour constater la perte du sujet, n'est que spécieuse, mais elle a le mérite d'enseigner à ne jamais hâter la sépulture dans tous les cas semblables à celui où l'on voit qu'elle avait été trop précipitée.

Mon raisonnement est fondé sur un certain nombre d'exemples dans lesquels ces moyens extrêmes et la cautérisation elle-même n'ont pu faire cesser cette suspension momentanée de l'action vitale qui, longtemps après, a reparu spontanément et témoigné toute leur nullité.

On devra donc très scrupuleusement s'en abstenir, puisqu'ils ne conduiraient pas au but, et qu'ils tendraient encore, si le malade recouvrait l'existence, à la lui rendre bien déplorable.

Il n'en est pas ainsi de quelques autres qui, sans entraîner le moindre inconvénient, pourraient agir avec le plus grand succès.

« Un médecin, voyant qu'un homme réputé mort avait les membres flexibles, ordonna de lui frotter la plante des pieds avec une toile de crin trempée dans de l'eau tenant en dissolution une forte dose de sel marin. Après trois quarts d'heure de frictions, le mort supposé reprit ses sens. »

« Chez un autre malade ayant en apparence cessé de vivre, et présentant la même flexibilité, un aussi prompt réveil est résulté de coups de verge bien appliqués également à la face inférieure du pied. »

C'est encore cette souplesse, remarquée par Rigaudeaux, qui lui a fait défendre d'ensevelir la femme Dumont, auprès de laquelle il avait été appelé, et qu'il a sauvée deux fois, en faisant revivre son enfant, comme elle tenu pour mort.

Ainsi la flexibilité des membres devra toujours être

interprétée favorablement, sauf le cas où, devenus roides après la mort réelle, ils seraient ramenés à l'état de mollesse par la putréfaction cadavérique.

» Parmi les personnes ressuscitées miraculeusement, je citerai madame R....., épouse d'un commerçant de Rouen. Après trois jours de mort apparente, et lorsqu'on la portait en terre, son mari arrive, fait rentrer le cercueil, ordonne qu'il soit ouvert, que l'on remette sa femme au lit, et bientôt, par l'action irritante des ventouses scarifiées, elle est rendue à toute sa tendresse.

Les exemples qui suivent paraîtront de nature à justifier l'emploi des piqûres les plus profondes et des secousses les plus violentes.

« Une aiguille accidentellement enfoncée dans l'un des genoux d'un homme déclaré mort, réveille ses sens, et bientôt il recouvre la santé. »

« Une secousse extraordinaire, occasionnée par la chute d'un cercueil échappé des mains des porteurs, à l'instant même où ils allaient le placer dans la fosse, fait revenir à lui le prétendu mort qui, peu de jours après, se montre entièrement rétabli. »

Certes, on ne peut qu'applaudir à ces heureux effets du hasard, mais en même temps il ne faut pas oublier que l'on ne saurait avoir un plus mauvais guide; que, d'ailleurs, une excitation trop vive pourrait devenir mortelle autant de fois que la vie, près de s'éteindre, aurait besoin d'être insensiblement ranimée, et que cette excitation doit être proscrite à tous égards, son impuissance, je le répète, ne prouvant rien contre toutes les fausses apparences de la mort.

L'action très énergique du vésicatoire sur le système nerveux ne pourrait donc s'appliquer sans danger aux sujets trop irritables. Néanmoins, on devra céder aux circonstances et, surtout dans les affections soporeuses, l'employer à tirer de leur engourdissement toutes les puissances de la vie.

Le sommeil léthargique a quelquefois été si profond, que l'effet souverainement irritant du vésicatoire n'a pu se manifester par la rougeur, la tension, la douleur, la tuméfaction vésiculaire, que plusieurs jours après l'application, et que même il ne s'est produit en aucune manière; mais, encore une fois, ce ne serait pas une raison de cesser d'espérer.

Maintenant examinons si le galvanisme serait un plus sûr garant de la vie ou de la mort.

Nysten a dit: « Je suppose que le corps sur la mort duquel on aurait des doutes, fût froid et mou, il existerait un moyen de reconnaître si la mort n'est qu'apparente ou si elle est réelle. Il suffirait de mettre à découvert une portion d'un muscle locomoteur superficiel, et de la soumettre à l'appareil galvanique de Volta. Si elle était insensible à cet agent, on serait autorisé à prononcer que la vie est éteinte. »

Ce langage a été tenu plus affirmativement encore par un autre médecin également très distingué.

Cependant Foderé, digne aussi d'une grande confiance, est loin de croire à l'infallibilité de l'épreuve galvanique, qui constate, selon lui, la présence d'un reste d'irritabilité, et rien de plus.

Il ajoute : « Les décapités et autres sujets qui ont péri de mort violente, quelle qu'elle soit, donnent de grands signes de contractilité musculaire, quoiqu'ils ne puissent être rendus à la vie, et il serait possible qu'un individu tombé en syncope ne donnât aucune marque d'existence, quoiqu'il pût d'ailleurs être rappelé parmi les vivants. »

Le galvanisme n'est donc un signe certain ni de la vie, ni de la mort, et l'indifférence des organes à son action ne saurait encore excuser l'abandon du malade et de tous les autres moyens de le ranimer.

Je lis dans l'intéressant mémoire du docteur Bourgeois, sur le danger d'être enterré vivant, et sur les moyens de constater la mort, que la piqûre du cœur, à l'aide d'aiguilles par lesquelles on ferait passer des courants galvaniques rapides et incessants, doit être regardée comme une véritable et infaillible pierre de touche de la vie.

Mais n'a-t-on rien à redouter de cette piqûre? Jugeons en par ces paroles de Béclard: « Quoique les piqûres les plus profondes, et celles même qui intéressent les viscères, ne produisent pas toujours des accidents, cependant elles en déterminent quelquefois d'assez graves et même la mort. »

Je sais que l'on peut m'opposer d'autres autorités non moins respectables. Mais s'il est vrai que le cœur frappé de la plus grande insensibilité, dût ne pas en sortir, malgré toute la puissance attribuée à l'électro-puncture, à quoi bon cette expérience qui laisse des doutes sur son innocuité?

Encore une fois, le silence opiniâtre des organes excités de toutes les manières dans l'état léthargique ne prouve rien.

M. B...s, avant d'être rappelé à la vie par une abondante saignée, n'avait-il pas subi l'épreuve du feu avec l'impassibilité de la mort?

Dans la crainte que l'on n'ait pas fait assez d'attention, ou que l'on ne veuille pas croire au bon effet que, dans l'état de mort apparente, il serait possible d'opérer sur le malade, en l'appelant plusieurs fois par son nom, en prononçant très distinctement celui du plus cher objet de ses affections, et des choses que l'on saurait lui avoir été le plus agréables, je vais rapporter ce que dit à cet égard le docteur

Mahon, à la suite de l'observation mémorable de Lady Roussel.

» Les stimulants moraux peuvent être quelquefois plus actifs que les stimulants physiques les plus énergiques, et ceci m'est une occasion de citer le trait de ce mathématicien qui, dans un état d'affection soporeuse, était insensible à tout, et ne fut réveillé que par l'interpellation que lui fit un de ses amis de lui dire quel était le carré de douze ? Le malade aussitôt répondit cent quarante-quatre.

De même, M. C... était attaqué d'une maladie soporeuse dans laquelle il ne donnait aucun signe de sensibilité. On avait inutilement essayé d'un grand nombre de moyens, lorsque quelqu'un qui le connaissait pour un grand joueur de piquet, s'avisa de lui crier ces mots : quinte, quatorze et le point. Le malade en fut tellement frappé, qu'à l'instant même il sortit de sa léthargie.

De combien d'autres événements semblables les fastes de la médecine ne sont-ils pas remplis ? Qui ne sait que des amants ont repris leurs sens presque éteints, à la voix de l'objet aimé ; que des guerriers ont été rappelés à la vie par le son du tambour ? »

Ce miracle s'est fait encore chez des sujets passionnés pour la musique qui les a, pour ainsi dire, arrachés du séjour des morts.

En doutera-t-on, si l'on considère à quel point cet art divin exerce sur nous son empire, l'impression magique qu'il produit sur nos sens, le ravissement auquel, avec lui, notre ame s'abandonne, le doux ébranlement, le mouvement léger qu'il excite dans toutes les fibres, dans tous les organes qu'elles composent, dans tous les fluides qui en entretiennent la souplesse et la vie qu'il fait sortir de sa retraite la plus obscure pour l'obliger à reparaître dans toutes les parties du corps?

De tout ce qui précède, il résulte 1° que la mort est toujours réelle; 2° qu'elle offre plusieurs signes caractéristiques de sa présence; 3° que ces signes sont loin de ressembler à ceux qui l'ont fait supposer et dire apparente; 4° que ce dernier état de choses jugé trop légèrement a donné lieu aux méprises les plus funestes et coûté la vie à des infortunés dont le nombre est incalculable et dont les tourments furent indicibles; 5° enfin, que désormais exposer son semblable à périr aussi déplorablement, serait un crime d'autant plus impardonnable que de toute manière on peut éviter de le commettre.

Mais j'aime à croire que les détails dans lesquels je suis entré, que les distinctions que j'ai faites, aideront à secourir utilement les malades réputés morts, et que, quels que soient leur âge, et la maladie à laquelle ils paraîtront avoir succombé, il n'est rien que l'on ne fasse pour les replacer au nombre des vivants.

Faut-il encore offrir des modèles en ce genre? Je dirai : Voyez ce bon fils accourir auprès de son père dont on vient de lui annoncer la mort, le tirer du cercueil qui le dérobait à ses embrassements, faire tous ses efforts pour le sauver, et ne pas se posséder de joie de lui avoir, en quelque sorte, donné l'existence à son tour.

Je dirai : Contemplez cet ami dont la douleur est muette, et dont les yeux, fixés sur le corps de son ami, semblent demander encore quelques mouvements à ce corps qui, vainement excité, est enseveli pour la seconde fois, et sa promptitude à le délivrer du linceul qu'il voit s'humecter sur sa bouche, et son doux espoir de le ranimer, ses soins empressés, leur efficacité, son bonheur inexprimable.

Disputons à la piété filiale, à l'amitié, leur triomphe par le sentiment généreux qui porte à faire le bien et nous promet à nous-mêmes tout le succès qui leur était réservé. Qu'aucune considération ne nous empêche de chercher à savoir ce qui peut rester de force vitale chez la personne réputée morte; soyons indifférents aux réflexions indiscrètes que l'on oserait faire sur notre zèle, et n'écoutons que la voix de l'humanité.

» Une religieuse, après quelques jours de maladie, tombe dans un état si fâcheux que, la supposant morte, on l'ensevelit, on la met sur la paille, on se dispose à l'enterrer, lorsque son médecin arrive de la campagne où il avait été voir quelques malades, il la fait remettre au lit, s'empresse autour d'elle, et, quoique assez étrangement on parût douter du succès de tant de soins, il a le bonheur de la rappeler à la vie. »

C'est une habitude malheureusement très ancienne que celle d'envelopper d'un drap le malade supposé avoir rendu le dernier soupir, pourtant quelquefois suivi de plus d'un autre, comme assez récemment j'en ai moi-même été témoin, et de l'étendre sur la paille, sur une table et même sur la terre; mais d'abord on le prive de l'air qu'il a besoin de respirer, puis on le glace, et l'on rend sa perte certaine, de douteuse encore qu'elle pouvait être.

Je signale à l'autorité cet abus aussi absurde qu'il est dangereux, afin que, par elle, il soit détruit pour jamais.

Je dois également combattre la crainte où l'on est encore que la justice ne punit d'avoir osé, sans autorisation, exhumer l'infortuné dont les cris plaintifs attestaient l'existence.

C'est offenser la loi que de la supposer injuste.

Loin donc de sévir, elle serait la première à bénir la main libératrice, et croirait ne pouvoir assez récompenser une si bonne action.

J'ai parlé de l'âge et de la maladie des personnes mortes en apparence, l'un et l'autre pouvant porter à la négligence, au découragement, mais on va voir que le grand nombre d'années n'est pas un obstacle au retour même spontané de la vie.

« M. G...s, curé de Langrate, âgé de cent un ans, s'endort d'un sommeil qui avait toutes les apparences de la mort. Tandis que l'on s'occupait à l'ensevelir, il se réveille et demande à manger. »

Cette observation prouve assez que le grand âge du sujet serait une bien mauvaise raison d'insouciance à son égard : donnons-lui donc plutôt les soins empressés qu'il doit attendre de nous.

Parmi les maladies, il en est de si redoutables que, pour s'y soustraire, on se hâte de faire inhumer les malheureux qu'elles semblent avoir frappés à mort.

Nous allons voir cette précipitation condamnée par un exemple de résurrection, au milieu de toutes les horreurs du trépas.

« Une dame, atteinte de la peste, fut jugée morte, et enterrée dans une grande fosse. Lorsque l'on vint y déposer d'autres corps, on la trouva vivante ; elle fut reportée chez elle et l'on parvint à la guérir. »

D'autres preuves devenant inutiles, j'en épargnerai le récit à la sensibilité de mes lecteurs.

Le temps sera mieux employé sans doute à proposer les secours dus à tout individu supposé mort, et que l'humanité nous impose à tous l'obligation de lui prodiguer.

Mais, avant tout, voici ce qu'il faut faire pour le disposer à les recevoir et à profiter de toute leur efficacité.

Laissons-le dans son lit; cette précaution est indispensable au maintien de la chaleur dont il serait encore pourvu; tenons-le couché sur le dos, la tête un peu élevée sur l'oreiller, cette situation étant la plus favorable à la circulation ; que sa figure soit découverte, afin que l'air puisse exercer sur elle son action revivifiante, et pour être interrogée jusqu'au dernier moment sur l'existence présumée du principe de la vie ; ne lui fermons pas les yeux, la lumière est excitante ; laissons-lui les narines et la bouche ouvertes pour le passage de l'air, et pour introduire, par ces deux voies, des remèdes relatifs à la cause et aux effets de sa maladie ; que l'issue des déjections alvines reste également libre, le retour de la vie étant résulté d'évacuations critiques auxquelles on ne s'attendait plus ; ayons soin que rien autour du cou ne puisse gêner le cours du sang, par conséquent diminuer encore, ou tout à fait arrêter les mouvements déjà trop imperceptibles du cœur ; évitons que ceux de la respiration, non moins obscurs, ne le deviennent encore plus, et ne soient enfin supprimés par quelque compression de la poitrine et du ventre ; enfin, au lieu de mettre ses membres dans la plus grande extension possible, comme cela se pratique encore tous les jours, laissons-les un peu fléchis, cette attitude étant plus commode, plus long-temps supportable, celle, en un mot, qu'ils prennent eux-mêmes dans l'état naturel.

Maintenant excitons la sensibilité particulière du cerveau, puisque, par elle seule, le corps, en apparence inanimé, pourrait tout à coup sortir de son engourdissement ; excitons-la donc avec les alcools distilés de romarin, de mélisse, dits eau de la reine d'Hongrie, eau des Carmes, avec le vinaigre simple ou radical, etc., introduits dans les fosses nasales à l'aide de petits rouleaux de papier, de linge, etc., ou seulement exposés sous les narines ; appliquons-les encore au palais, au gosier, au globe de l'œil, au conduit auditif externe; aspergeons d'eau froide le visage, s'il est encore chaud : ce dernier moyen est lui-même un très bon stimulant.

Cherchons, par des sinapismes et autres applications également irritantes, et par le chatouillement à la plante des pieds, par des frictions faites, notamment aux tempes, autour du cou, sur les régions de l'estomac, et du cœur, avec des linges, des étoffes de laine chauds et secs d'abord, puis imbibés d'un mélange d'eau et de vin, d'eau et de vinaigre chauds, à réveiller la sensibilité générale, et à rappeler vers la peau cette chaleur naturelle que, pour l'ordinaire, elle a perdue, dans la syncope, dans l'apoplexie séreuse, etc.

Administrons au malade, sans le déplacer, des lavements simples ou composés ; les premiers ont suffi pour déterminer une évacuation abondante au milieu de laquelle un léthargique, depuis deux jours tenu pour mort, a recouvré l'usage de ses sens.

Essayons de faire passer dans l'estomac, si nous le supposons encore frappé de spasme après une forte excitation physique ou morale, une infusion de sauge, de mélisse, de menthe, édulcorée avec le sirop de fleurs d'oranger; ou dans une asthénie complète, à la suite d'affections débilitantes, quelque peu d'un bon vin vieux, d'élixir de Garus, de la préparation végétale dite eau des Jacobins; enfin sous le poids de fluides surabondants ou dégénérés, une faible dissolution de tartre émétique elle même administrée avec la plus grande réserve.

Cherchons encore, au milieu de toutes ces tentatives, à rétablir la respiration en soufflant de l'air dans le poumon, doucement, pour ne porter aucune atteinte à cet organe dont la texture est si délicate. Cette insufflation étant l'un des meilleurs remèdes que l'on puisse appliquer à l'état de mort apparente et le premier de tous sans contredit contre l'asphyxie et la syncope, je propose encore d'y recourir, d'après le témoignage des plus grands maîtres, et d'ailleurs ne doutant pas que l'air, malgré les difficultés qu'il pourrait trouver à parvenir jusqu'au poumon, ne finît par l'atteindre et le revivifier.

Dans tous nos soins, montrons-nous attentifs à les rendre efficaces. Epions leur effet avec toute la sollicitude de cet excellent fils, de ce rare ami que nous venons d'admirer; cherchons-le sur toute la surface du prétendu mort, où, comme l'a dit encore Foderé, la puissance vitale, retranchée dans ses derniers recoins, répand quelque chose de moins sombre que les horreurs du trépas.

Gardons-nous d'oublier que le malade peut nous entendre, que même il entend tout ce que nous disons, qu'il est présent à tout ce que nous faisons pour sa conservation, et qu'un propos inconsidéré, un mouvement d'impatience et le moindre découragement le plongeraient dans une anxiété qui causerait sa perte.

Etudions-nous donc à soutenir par notre langage

affectueux les efforts qu'il pourrait faire pour nous révéler son existence ; aidons-lui, par notre persévérance, à briser le lien qui semblait l'attacher à la mort.

S'il est au contraire devenu sa victime, cette couleur d'un reste de vie, cette odeur naturellement aigre chez l'enfant, très forte et dite indéfinissable chez l'homme adulte, douceâtre chez la femme, et cette flexibilité des membres, feront place à la raideur, à la décomposition, à la lividité, à la fétidité cadavériques.

Après m'être placé entre la vie et la mort, les avoir fait réconnaître l'une et l'autre, par leurs propres signes, avoir indiqué les moyens de faire sortir la première victorieuse de la lutte qu'elle avait à soutenir contre l'autre, sans doute je paraîtrai toucher le but auquel je désirais atteindre.

Pour cela, cependant il me reste encore quelque chose à faire.

Quoique j'aie traité avec le plus grand soin tous les points de ce mémoire, il en est un sur lequel je dois revenir.

Par exemple on a pu s'étayer de la loi pour inhumer un malade supposé mort et qui, pendant vingt-quatre heures, n'avait donné aucun signe de vie, car si, d'une part, elle défend de disposer de lui avant l'expiration d'un jour entier, de l'autre elle autorise, après ce laps de temps, la sépulture.

Or je le demande, la seule règle pour ne pas se tromper sur le besoin de l'inhumation, n'est-elle pas dans les signes qui l'indiquent spécialement, et, jusqu'à ce qu'ils se manifestent, le sujet auquel on croirait avoir vu rendre le dernier soupir, devra-t-il être aussitôt déclaré mort, cité pour tel, et traité comme s'il l'était réellement?

L'observation suivante va répondre à ces deux questions.

« M....s, savant botaniste, excellent homme, digne de tous nos regrets, déjà quelques minutes avant d'expirer, paraît mort aux yeux de sa garde qui s'apprête à lui couvrir le visage. « Un moment, dit-il, il n'est pas temps encore, cela peut durer plus que vous ne pensez. »

Quelle terrible leçon!... Il faut donc que la loi fasse respecter la vie de l'homme jusque dans ses derniers moments, et pour cela qu'elle dise :

« Défense expresse à qui que ce soit, sous peine » très grave, d'ensevelir, de mettre dans le cer- » cueil, d'enterrer toute personne réputée morte, » avant l'apparition des signes caractéristiques de la » mort.

» Dans cet espace de temps, quel qu'en soit

» la durée, le mort supposé restera sous la tutelle » et sous la responsabilité de sa famille, de sa » garde et du médecin qui l'aura traité, tous les se- » cours possibles devant encore par eux lui être ad- » ministrés ;

» Le médecin, aussitôt qu'il aura reconnu la mort » véritable, en exposera clairement tous les traits » dans un bulletin sur papier libre ;

» Ce bulletin sera remis à l'officier de l'état civil » qui, tout de suite, ira s'assurer du décès, et per- » mettra l'ensevelissement et l'inhumation alors de- » venus indispensables, devenus légitimes. »

Ce langage de la loi concilierait tous les intérêts : intérêt général qu'il importe à chacun de nous de soutenir; intérêt d'humanité, de justice et d'honneur, qu'on ne saurait trahir impunément.

Si les précautions que j'ai prises pour empêcher que l'on ne soit enterré vivant produisent tout leur effet, au lieu de voir, en frémissant d'horreur, des malades qui ne seraient morts qu'en apparence, se réveillant de leur état léthargique, repousser ou saisir l'instrument homicide, déchirer leur suaire, ouvrir avec fracas leur cercueil, se lever et sortir du tombeau, ou de les entendre s'y agiter, et, d'une voix lamentable, implorer le plus prompt secours, on ne parlera que de résurrections opérées par tous les soins que nous nous devons les uns aux autres, et mes vœux enfin seront exaucés.

J'aurais pu faire très facilement de ce mémoire un gros livre : 1° en rappelant les coutumes, les cérémonies et les règles observées chez tous les peuples à l'égard des morts ; 2° en évoquant, pour ainsi dire, par le récit d'inhumations précipitées, les mânes d'une infinité de malheureux étouffés dans le sein de la terre, mais cette répétition, d'ailleurs oiseuse, ne pouvant que détourner de l'objet principal l'attention du lecteur, j'ai dû m'en abstenir.

Je m'étais également imposé silence sur les maisons mortuaires et sur la désignation officielle de médecins vérificateurs des décès, les jugeant inutiles après la mesure que j'ai proposée.

L'intention toute bienfaisante, qui donna naissance à ces institutions, m'oblige à chercher si réellement elles sont capables de la remplir, et d'abord, sans compter la perte d'un temps précieux, le déplacement des malades du lit dans lequel ils seraient en état de mort, leur translation de la maison qu'ils habitent jusqu'à l'endroit destiné à les recevoir, pourront-ils s'opérer sans secousses, malgré tout le soin que l'on apporterait à les éviter ; puis encore, quelque précaution que l'on prît pour les défendre de l'impression d'un air trop humide, trop froid ou trop chaud, empêchera-t-on qu'il ne l'éprouve, et cette impression et ces mouvements n'auront-ils pas éteint la dernière étincelle que vainement aux dépôts mortuaires on s'efforcerait de ranimer?

Je cède, en parlant de la sorte, à l'intime persuasion que cela pourrait n'être encore que trop fréquent.

Le mort supposé sera toujours plus en sûreté dans sa propre demeure, pouvant y recevoir aussitôt, et à l'abri de tout inconvénient, l'assistance du médecin qui, l'ayant traité de sa maladie, devra, mieux que tout autre, choisir les moyens de le rappeler à la vie.

Certes, je redoute autant que qui que ce soit l'aspect de la mort, mais si, pour l'éviter, il m'arrivait de ne plus revoir mon pauvre malade, sous le prétexte qu'informé de son décès par la famille, ma tâche est finie, une voix intérieure me crierait: — Est-ce là ta mission? est-ce là ton devoir? l'exercice de ton art est-il autre chose qu'une lutte perpétuelle contre l'implacable ennemie du genre humain? n'as-tu pas juré d'être sans cesse armé pour la combattre? et tu fuis quand tu pourrais peut-être, en lui arrachant la victime qu'elle a feint de saisir, remporter sur elle la plus belle et la plus douce victoire.

Mais on a dit que, par excès d'attachement pour son malade et cédant à la douleur d'apprendre qu'il vient d'expirer, tel médecin pourrait n'avoir pas la force de le revoir; eh! bien, qu'en résultera-t-il?

Ainsi délaissé, le malheureux pourra revivre sous la tombe, et cette affection si vive, qui devait servir à le sauver, aura causé son supplice et sa perte.

Ah! loin de moi la pensée qu'un seul d'entre nous oublie qu'il répond à sa conscience de ce qui lui reste à faire, en cas de mort apparente, pour rallumer le flambeau de la vie, ou pour s'assurer qu'il n'y a plus d'espoir.

Personne au monde, et que l'on retienne bien cette effrayante vérité, n'est exempt des fausses apparences de la mort, et ne pourrait dire encore aujourd'hui: Je ne me réveillerai pas dans mon tombeau, je n'y succomberai pas aux plus horribles tourments.

Comment donc expliquer cette douce sensibilité, cette extrême tendresse dont le malade aurait été l'objet?

Quand à peine il paraît avoir cessé de vivre, devraient-elles aussi paraître s'éteindre avec lui?

Mais admettons que l'on s'appliquât de toutes les manières à le ressusciter, notre législation actuelle permettant d'inhumer vingt-quatre heures après le décès, sur la simple autorisation d'un officier de l'état civil, aura-t-on toujours le courage de prolonger, au delà de ce terme, des investigations mal appréciées par les uns, et par les autres, tournées en ridicule.

Si pourtant, comme l'atteste un trop grand nombre d'exemples, on pouvait encore exister bien des jours sous le voile factice du trépas, quel sentiment pénible s'attache à l'idée de cette exécution de la loi, longtemps avant la mort véritable ? Puisse enfin l'autorité supérieure abolir cette loi si défectueuse, si funeste !

Je ne trouve pas d'objection solide au vœu que je viens d'émettre, car si le délai de vingt-quatre heures est plus long qu'il ne faut à la suite d'un grand nombre de décès, bientôt évidemment confirmés par la putréfaction elle-même, la loi n'en sera pas moins meurtrière pour les personnes supposées mortes et mises en terre encore vivantes après le terme qu'elle prescrit.

La coutume, établie chez les Romains, de garder les morts même au delà de sept jours, n'a pas été plus favorable à quelques uns d'entre eux qui ne l'étaient qu'en apparence. Placés sur le bûcher pour recevoir la sépulture, ils y ont, au milieu des flammes, retrouvé et perdu la vie.

D'après cela, croira-t-on que l'on doive s'en rapporter au temps lui-même sur la nécessité d'inhumer ?

J'ai donc bien raison de réclamer, en faveur du

malade réputé mort, les derniers soins de son médecin, et, s'ils sont infructueux, le jugement qu'il doit porter sur la présence réelle de la mort.

Comme il n'est rien de juste que certaines gens n'osent critiquer, ceux-là supposeront de la part du médecin la presque impossibilité de partager son temps entre le malade qu'en apparence il vient de perdre, et ceux qu'il peut encore espérer de guérir.

Mais tous les instants se comptent quand on sait les mettre à profit, et l'usage qu'il ferait de quelques uns d'entre eux auprès du mort supposé, pourrait ne pas être moins utile que ne seraient les autres à des malades menacés eux aussi de périr.

Au reste, on a toujours grand tort de manquer à ses devoirs, surtout au devoir sacré qui rappelle au secours de la personne inanimée, et qu'il faut encore, et toujours, essayer de rendre à la vie.

Si, contre mon attente, ni la sensibilité qui doit frapper au cœur de tous les hommes, ni la crainte d'un supplice impossible à décrire, ne nous font pas éloigner de nous et de nos semblables le sort affreux qui, dans l'état actuel des choses, peut nous arriver à tous indistinctement, du moins usons de notre dernière ressource en invoquant l'antique et précieuse habitude de laisser aux morts la figure découverte.

Par elle nous pourrions revenir spontanément à la

vie, puis n'est-ce rien que de rester exposé à tous les regards depuis l'instant de l'extinction apparente jusqu'à celui de la sépulture ?

On sait qu'Aslépiade dut à l'usage dont il s'agit, l'occasion de reconnaître et d'affirmer qu'un homme auquel on rendait les honneurs funèbres et que le hasard lui fit rencontrer, n'était pas mort, et que cet homme, reporté chez lui et traité convenablement, fut bientôt rétabli.

Il serait aussi de la plus grande importance, sans contredit, que l'on nous observât même après nous avoir descendus dans la tombe, et ce qui prouve à quel point certaines personnes ont jugé nécessaire cette inspection, c'est la durée que, selon le témoignage du docteur Marc, elles proposaient de lui donner en ne comblant les fosses qu'après quelque temps, en les couvrant d'une petite toiture mobile, en faisant au cercueil une ouverture par laquelle on pût apercevoir ce qui se passerait dans l'intérieur.

D'autres, effrayés de l'image de la mort, ont conseillé de recouvrir d'une gaze, ou d'une toile noire, la bière ouverte; mais ne voit-on pas que, si la répugnance des vivants devait gagner à cela quelque chose, le prétendu mort pourrait tout y perdre, la respiration, éteinte en apparence, ayant à surmonter un nouvel obstacle, peut-être alors invincible pour elle?

Mais pourquoi suis-je entré dans tous ces détails, le moyen auquel je propose de recourir pour la sûreté des morts, devant nécessairement rendre inutiles tous les autres?

En effet si le médecin informé de la mort de son malade, s'empresse d'aller auprès de lui pour le faire assister, et l'assister lui-même de tout son pouvoir; si, après s'en être éloigné pour accomplir d'autres devoirs, il revient, et renouvelle ses tentatives; si, dans tout cet intervalle de temps, la mort n'a pas cessé d'être incertaine, et que, toujours plein de zèle, il continue d'interroger la vie, jusqu'à ce qu'enfin il reconnaisse aux signes que nous avons indiqués qu'elle ne peut lui répondre, n'est-il pas évident que tout autre soin deviendrait superflu, et, que le malheur d'être enterré vivant désormais ne saurait arriver?

Avant tout, cependant, il est indispensable que la loi, sous l'empire de laquelle ce malheur si redoutable a dû, et devrait encore se renouveler tant de fois, disparaisse elle-même; et comme on ne peut, en aucune manière, préciser le temps où la mort ne serait plus douteuse, nécessairement nos législateurs ordonneront que les derniers devoirs ne soient, à toute personne supposée morte, rendus que sur l'avis du médecin qui l'aura traitée, ou, en son absence, sur l'avis de l'un de ses collègues, car les médecins sont les seuls juges compétents en cette matière.

Que serait-il possible d'ajouter pour convaincre encore davantage du besoin urgent de faire servir les fautes, j'oserais presque dire les crimes du passé, et du présent, à la sécurité de l'avenir ?

J'ai donc tout lieu d'espérer que la loi actuelle, dont je crois voir errer autour de moi les nombreuses victimes, sera bientôt remplacée par la loi nouvelle que je sollicite au nom de l'humanité.

www.ingramcontent.com/pod-product-compliance
Ingram Content Group UK Ltd.
Pitfield, Milton Keynes, MK11 3LW, UK
UKHW022128170726
13837UKWH00003B/1434